This Appointment Book belongs to:

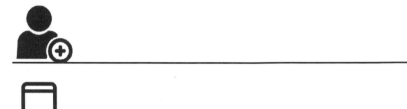

_____

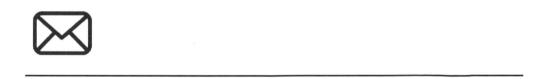

_____

_____

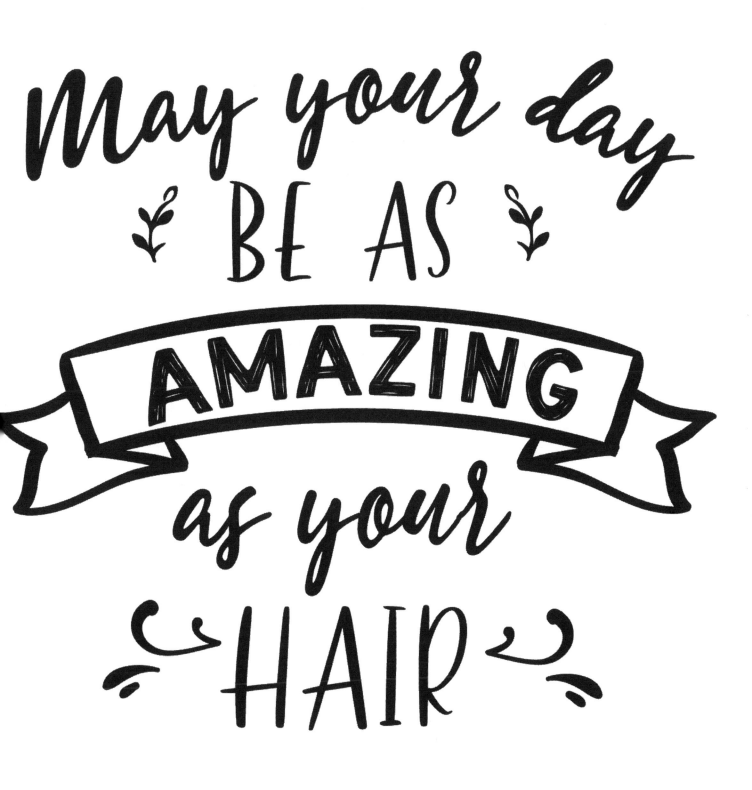

Week Of: _____/_____

TIME			SUN	MON	TUES	WED
8	AM	:00				
		:30				
9	AM	:00				
		:30				
10	AM	:00				
		:30				
11	AM	::00				
		:30				
12	PM	:00				
		:30				
1	PM	:00				
		:30				
2	PM	:00				
		:30				
3	PM	:00				
		:30				
4	PM	:00				
		:30				
5	PM	:00				
		:30				
6	PM	:00				
		:30				
7	PM	:00				
		:30				

Week Of: _____/_____

TIME		THURS	FRI	SAT	NOTES
8 AM	:00				
	:30				
9 AM	:00				
	:30				
10 AM	:00				
	:30				
11 AM	::00				
	:30				
12 PM	:00				
	:30				
1 PM	:00				
	:30				
2 PM	:00				
	:30				
3 PM	:00				
	:30				
4 PM	:00				
	:30				
5 PM	:00				
	:30				
6 PM	:00				
	:30				
7 PM	:00				
	:30				

Week Of: _____/_____

TIME		SUN	MON	TUES	WED
8 AM	:00				
	:30				
9 AM	:00				
	:30				
10 AM	:00				
	:30				
11 AM	::00				
	:30				
12 PM	:00				
	:30				
1 PM	:00				
	:30				
2 PM	:00				
	:30				
3 PM	:00				
	:30				
4 PM	:00				
	:30				
5 PM	:00				
	:30				
6 PM	:00				
	:30				
7 PM	:00				
	:30				

Week Of: _____/_____

TIME		THURS	FRI	SAT	NOTES
8 AM	:00				
	:30				
9 AM	:00				
	:30				
10 AM	:00				
	:30				
11 AM	::00				
	:30				
12 PM	:00				
	:30				
1 PM	:00				
	:30				
2 PM	:00				
	:30				
3 PM	:00				
	:30				
4 PM	:00				
	:30				
5 PM	:00				
	:30				
6 PM	:00				
	:30				
7 PM	:00				
	:30				

Week Of: _____/_____

TIME		SUN	MON	TUES	WED
8 AM	:00				
	:30				
9 AM	:00				
	:30				
10 AM	:00				
	:30				
11 AM	::00				
	:30				
12 PM	:00				
	:30				
1 PM	:00				
	:30				
2 PM	:00				
	:30				
3 PM	:00				
	:30				
4 PM	:00				
	:30				
5 PM	:00				
	:30				
6 PM	:00				
	:30				
7 PM	:00				
	:30				

Week Of: _____/_____

TIME		THURS	FRI	SAT	NOTES
8 AM	:00				
	:30				
9 AM	:00				
	:30				
10 AM	:00				
	:30				
11 AM	::00				
	:30				
12 PM	:00				
	:30				
1 PM	:00				
	:30				
2 PM	:00				
	:30				
3 PM	:00				
	:30				
4 PM	:00				
	:30				
5 PM	:00				
	:30				
6 PM	:00				
	:30				
7 PM	:00				
	:30				

Week Of: _____/_____

TIME		SUN	MON	TUES	WED
8 AM	:00				
	:30				
9 AM	:00				
	:30				
10 AM	:00				
	:30				
11 AM	::00				
	:30				
12 PM	:00				
	:30				
1 PM	:00				
	:30				
2 PM	:00				
	:30				
3 PM	:00				
	:30				
4 PM	:00				
	:30				
5 PM	:00				
	:30				
6 PM	:00				
	:30				
7 PM	:00				
	:30				

Week Of: _____/_____

TIME		THURS	FRI	SAT	NOTES
8 AM	:00				
	:30				
9 AM	:00				
	:30				
10 AM	:00				
	:30				
11 AM	::00				
	:30				
12 PM	:00				
	:30				
1 PM	:00				
	:30				
2 PM	:00				
	:30				
3 PM	:00				
	:30				
4 PM	:00				
	:30				
5 PM	:00				
	:30				
6 PM	:00				
	:30				
7 PM	:00				
	:30				

Week Of: _____/_____

TIME		SUN	MON	TUES	WED
8 AM	:00				
	:30				
9 AM	:00				
	:30				
10 AM	:00				
	:30				
11 AM	::00				
	:30				
12 PM	:00				
	:30				
1 PM	:00				
	:30				
2 PM	:00				
	:30				
3 PM	:00				
	:30				
4 PM	:00				
	:30				
5 PM	:00				
	:30				
6 PM	:00				
	:30				
7 PM	:00				
	:30				

Week Of: _____/_____

TIME		THURS	FRI	SAT	NOTES
8 AM	:00				
	:30				
9 AM	:00				
	:30				
10 AM	:00				
	:30				
11 AM	::00				
	:30				
12 PM	:00				
	:30				
1 PM	:00				
	:30				
2 PM	:00				
	:30				
3 PM	:00				
	:30				
4 PM	:00				
	:30				
5 PM	:00				
	:30				
6 PM	:00				
	:30				
7 PM	:00				
	:30				

Week Of: _____/_____

TIME		SUN	MON	TUES	WED
8 AM	:00				
	:30				
9 AM	:00				
	:30				
10 AM	:00				
	:30				
11 AM	::00				
	:30				
12 PM	:00				
	:30				
1 PM	:00				
	:30				
2 PM	:00				
	:30				
3 PM	:00				
	:30				
4 PM	:00				
	:30				
5 PM	:00				
	:30				
6 PM	:00				
	:30				
7 PM	:00				
	:30				

Week Of: _____/_____

TIME		THURS	FRI	SAT	NOTES
8 AM	:00				
	:30				
9 AM	:00				
	:30				
10 AM	:00				
	:30				
11 AM	::00				
	:30				
12 PM	:00				
	:30				
1 PM	:00				
	:30				
2 PM	:00				
	:30				
3 PM	:00				
	:30				
4 PM	:00				
	:30				
5 PM	:00				
	:30				
6 PM	:00				
	:30				
7 PM	:00				
	:30				

Week Of: _____/_____

TIME			SUN	MON	TUES	WED
8 AM	:00					
	:30					
9 AM	:00					
	:30					
10 AM	:00					
	:30					
11 AM	::00					
	:30					
12 PM	:00					
	:30					
1 PM	:00					
	:30					
2 PM	:00					
	:30					
3 PM	:00					
	:30					
4 PM	:00					
	:30					
5 PM	:00					
	:30					
6 PM	:00					
	:30					
7 PM	:00					
	:30					

Week Of: _____/_____

TIME		THURS	FRI	SAT	NOTES
8 AM	:00				
	:30				
9 AM	:00				
	:30				
10 AM	:00				
	:30				
11 AM	::00				
	:30				
12 PM	:00				
	:30				
1 PM	:00				
	:30				
2 PM	:00				
	:30				
3 PM	:00				
	:30				
4 PM	:00				
	:30				
5 PM	:00				
	:30				
6 PM	:00				
	:30				
7 PM	:00				
	:30				

Week Of: _____/_____

TIME			SUN	MON	TUES	WED
8	AM	:00				
		:30				
9	AM	:00				
		:30				
10	AM	:00				
		:30				
11	AM	::00				
		:30				
12	PM	:00				
		:30				
1	PM	:00				
		:30				
2	PM	:00				
		:30				
3	PM	:00				
		:30				
4	PM	:00				
		:30				
5	PM	:00				
		:30				
6	PM	:00				
		:30				
7	PM	:00				
		:30				

Week Of: _____/_____

TIME		THURS	FRI	SAT	NOTES
8 AM	:00				
	:30				
9 AM	:00				
	:30				
10 AM	:00				
	:30				
11 AM	::00				
	:30				
12 PM	:00				
	:30				
1 PM	:00				
	:30				
2 PM	:00				
	:30				
3 PM	:00				
	:30				
4 PM	:00				
	:30				
5 PM	:00				
	:30				
6 PM	:00				
	:30				
7 PM	:00				
	:30				

Week Of: _____/_____

TIME		SUN	MON	TUES	WED
8 AM	:00				
	:30				
9 AM	:00				
	:30				
10 AM	:00				
	:30				
11 AM	::00				
	:30				
12 PM	:00				
	:30				
1 PM	:00				
	:30				
2 PM	:00				
	:30				
3 PM	:00				
	:30				
4 PM	:00				
	:30				
5 PM	:00				
	:30				
6 PM	:00				
	:30				
7 PM	:00				
	:30				

Week Of: _____/_____

TIME		THURS	FRI	SAT	NOTES
8 AM	:00				
	:30				
9 AM	:00				
	:30				
10 AM	:00				
	:30				
11 AM	::00				
	:30				
12 PM	:00				
	:30				
1 PM	:00				
	:30				
2 PM	:00				
	:30				
3 PM	:00				
	:30				
4 PM	:00				
	:30				
5 PM	:00				
	:30				
6 PM	:00				
	:30				
7 PM	:00				
	:30				

Week Of: _____/_____

TIME		SUN	MON	TUES	WED
8 AM	:00				
	:30				
9 AM	:00				
	:30				
10 AM	:00				
	:30				
11 AM	::00				
	:30				
12 PM	:00				
	:30				
1 PM	:00				
	:30				
2 PM	:00				
	:30				
3 PM	:00				
	:30				
4 PM	:00				
	:30				
5 PM	:00				
	:30				
6 PM	:00				
	:30				
7 PM	:00				
	:30				

Week Of: _____/_____

TIME		THURS	FRI	SAT	NOTES
8 AM	:00				
	:30				
9 AM	:00				
	:30				
10 AM	:00				
	:30				
11 AM	::00				
	:30				
12 PM	:00				
	:30				
1 PM	:00				
	:30				
2 PM	:00				
	:30				
3 PM	:00				
	:30				
4 PM	:00				
	:30				
5 PM	:00				
	:30				
6 PM	:00				
	:30				
7 PM	:00				
	:30				

Week Of: _____/_____

TIME		SUN	MON	TUES	WED
8 AM	:00				
	:30				
9 AM	:00				
	:30				
10 AM	:00				
	:30				
11 AM	::00				
	:30				
12 PM	:00				
	:30				
1 PM	:00				
	:30				
2 PM	:00				
	:30				
3 PM	:00				
	:30				
4 PM	:00				
	:30				
5 PM	:00				
	:30				
6 PM	:00				
	:30				
7 PM	:00				
	:30				

Week Of: _____/_____

TIME		THURS	FRI	SAT	NOTES
8 AM	:00				
	:30				
9 AM	:00				
	:30				
10 AM	:00				
	:30				
11 AM	::00				
	:30				
12 PM	:00				
	:30				
1 PM	:00				
	:30				
2 PM	:00				
	:30				
3 PM	:00				
	:30				
4 PM	:00				
	:30				
5 PM	:00				
	:30				
6 PM	:00				
	:30				
7 PM	:00				
	:30				

Week Of: _____/_____

TIME		SUN	MON	TUES	WED
8 AM	:00				
	:30				
9 AM	:00				
	:30				
10 AM	:00				
	:30				
11 AM	::00				
	:30				
12 PM	:00				
	:30				
1 PM	:00				
	:30				
2 PM	:00				
	:30				
3 PM	:00				
	:30				
4 PM	:00				
	:30				
5 PM	:00				
	:30				
6 PM	:00				
	:30				
7 PM	:00				
	:30				

Week Of: _____/_____

TIME		THURS	FRI	SAT	NOTES
8 AM	:00				
	:30				
9 AM	:00				
	:30				
10 AM	:00				
	:30				
11 AM	::00				
	:30				
12 PM	:00				
	:30				
1 PM	:00				
	:30				
2 PM	:00				
	:30				
3 PM	:00				
	:30				
4 PM	:00				
	:30				
5 PM	:00				
	:30				
6 PM	:00				
	:30				
7 PM	:00				
	:30				

Week Of: _____/_____

TIME			SUN	MON	TUES	WED
8	AM	:00				
		:30				
9	AM	:00				
		:30				
10	AM	:00				
		:30				
11	AM	::00				
		:30				
12	PM	:00				
		:30				
1	PM	:00				
		:30				
2	PM	:00				
		:30				
3	PM	:00				
		:30				
4	PM	:00				
		:30				
5	PM	:00				
		:30				
6	PM	:00				
		:30				
7	PM	:00				
		:30				

Week Of: _____/_____

TIME		THURS	FRI	SAT	NOTES
8 AM	:00				
	:30				
9 AM	:00				
	:30				
10 AM	:00				
	:30				
11 AM	::00				
	:30				
12 PM	:00				
	:30				
1 PM	:00				
	:30				
2 PM	:00				
	:30				
3 PM	:00				
	:30				
4 PM	:00				
	:30				
5 PM	:00				
	:30				
6 PM	:00				
	:30				
7 PM	:00				
	:30				

Week Of: _____/_____

TIME		SUN	MON	TUES	WED
8 AM	:00				
	:30				
9 AM	:00				
	:30				
10 AM	:00				
	:30				
11 AM	::00				
	:30				
12 PM	:00				
	:30				
1 PM	:00				
	:30				
2 PM	:00				
	:30				
3 PM	:00				
	:30				
4 PM	:00				
	:30				
5 PM	:00				
	:30				
6 PM	:00				
	:30				
7 PM	:00				
	:30				

Week Of: _____/_____

TIME		THURS	FRI	SAT	NOTES
8 AM	:00				
	:30				
9 AM	:00				
	:30				
10 AM	:00				
	:30				
11 AM	::00				
	:30				
12 PM	:00				
	:30				
1 PM	:00				
	:30				
2 PM	:00				
	:30				
3 PM	:00				
	:30				
4 PM	:00				
	:30				
5 PM	:00				
	:30				
6 PM	:00				
	:30				
7 PM	:00				
	:30				

Week Of: _____ / _____

TIME			SUN	MON	TUES	WED
8 AM	:00					
	:30					
9 AM	:00					
	:30					
10 AM	:00					
	:30					
11 AM	::00					
	:30					
12 PM	:00					
	:30					
1 PM	:00					
	:30					
2 PM	:00					
	:30					
3 PM	:00					
	:30					
4 PM	:00					
	:30					
5 PM	:00					
	:30					
6 PM	:00					
	:30					
7 PM	:00					
	:30					

Week Of: _____/_____

TIME		THURS	FRI	SAT	NOTES
8 AM	:00				
	:30				
9 AM	:00				
	:30				
10 AM	:00				
	:30				
11 AM	::00				
	:30				
12 PM	:00				
	:30				
1 PM	:00				
	:30				
2 PM	:00				
	:30				
3 PM	:00				
	:30				
4 PM	:00				
	:30				
5 PM	:00				
	:30				
6 PM	:00				
	:30				
7 PM	:00				
	:30				

Week Of: _____/_____

TIME		SUN	MON	TUES	WED
8 AM	:00				
	:30				
9 AM	:00				
	:30				
10 AM	:00				
	:30				
11 AM	::00				
	:30				
12 PM	:00				
	:30				
1 PM	:00				
	:30				
2 PM	:00				
	:30				
3 PM	:00				
	:30				
4 PM	:00				
	:30				
5 PM	:00				
	:30				
6 PM	:00				
	:30				
7 PM	:00				
	:30				

Week Of: _____/_____

TIME		THURS	FRI	SAT	NOTES
8 AM	:00				
	:30				
9 AM	:00				
	:30				
10 AM	:00				
	:30				
11 AM	::00				
	:30				
12 PM	:00				
	:30				
1 PM	:00				
	:30				
2 PM	:00				
	:30				
3 PM	:00				
	:30				
4 PM	:00				
	:30				
5 PM	:00				
	:30				
6 PM	:00				
	:30				
7 PM	:00				
	:30				

Week Of: _____/_____

TIME		SUN	MON	TUES	WED
8 AM	:00				
	:30				
9 AM	:00				
	:30				
10 AM	:00				
	:30				
11 AM	::00				
	:30				
12 PM	:00				
	:30				
1 PM	:00				
	:30				
2 PM	:00				
	:30				
3 PM	:00				
	:30				
4 PM	:00				
	:30				
5 PM	:00				
	:30				
6 PM	:00				
	:30				
7 PM	:00				
	:30				

Week Of: _____/_____

TIME		THURS	FRI	SAT	NOTES
8 AM	:00				
	:30				
9 AM	:00				
	:30				
10 AM	:00				
	:30				
11 AM	::00				
	:30				
12 PM	:00				
	:30				
1 PM	:00				
	:30				
2 PM	:00				
	:30				
3 PM	:00				
	:30				
4 PM	:00				
	:30				
5 PM	:00				
	:30				
6 PM	:00				
	:30				
7 PM	:00				
	:30				

Week Of: ____/_____

TIME			SUN	MON	TUES	WED
8 AM		:00				
		:30				
9 AM		:00				
		:30				
10 AM		:00				
		:30				
11 AM		::00				
		:30				
12 PM		:00				
		:30				
1 PM		:00				
		:30				
2 PM		:00				
		:30				
3 PM		:00				
		:30				
4 PM		:00				
		:30				
5 PM		:00				
		:30				
6 PM		:00				
		:30				
7 PM		:00				
		:30				

Week Of: _____/_____

TIME		THURS	FRI	SAT	NOTES
8 AM	:00				
	:30				
9 AM	:00				
	:30				
10 AM	:00				
	:30				
11 AM	::00				
	:30				
12 PM	:00				
	:30				
1 PM	:00				
	:30				
2 PM	:00				
	:30				
3 PM	:00				
	:30				
4 PM	:00				
	:30				
5 PM	:00				
	:30				
6 PM	:00				
	:30				
7 PM	:00				
	:30				

Week Of: _____/_____

TIME		SUN	MON	TUES	WED
8 AM	:00				
	:30				
9 AM	:00				
	:30				
10 AM	:00				
	:30				
11 AM	::00				
	:30				
12 PM	:00				
	:30				
1 PM	:00				
	:30				
2 PM	:00				
	:30				
3 PM	:00				
	:30				
4 PM	:00				
	:30				
5 PM	:00				
	:30				
6 PM	:00				
	:30				
7 PM	:00				
	:30				

Week Of: _____ / _____

TIME		THURS	FRI	SAT	NOTES
8 AM	:00				
	:30				
9 AM	:00				
	:30				
10 AM	:00				
	:30				
11 AM	::00				
	:30				
12 PM	:00				
	:30				
1 PM	:00				
	:30				
2 PM	:00				
	:30				
3 PM	:00				
	:30				
4 PM	:00				
	:30				
5 PM	:00				
	:30				
6 PM	:00				
	:30				
7 PM	:00				
	:30				

Week Of: _____/_____

TIME		SUN	MON	TUES	WED
8 AM	:00				
	:30				
9 AM	:00				
	:30				
10 AM	:00				
	:30				
11 AM	::00				
	:30				
12 PM	:00				
	:30				
1 PM	:00				
	:30				
2 PM	:00				
	:30				
3 PM	:00				
	:30				
4 PM	:00				
	:30				
5 PM	:00				
	:30				
6 PM	:00				
	:30				
7 PM	:00				
	:30				

Week Of: ____/____

TIME		THURS	FRI	SAT	NOTES
8 AM	:00				
	:30				
9 AM	:00				
	:30				
10 AM	:00				
	:30				
11 AM	::00				
	:30				
12 PM	:00				
	:30				
1 PM	:00				
	:30				
2 PM	:00				
	:30				
3 PM	:00				
	:30				
4 PM	:00				
	:30				
5 PM	:00				
	:30				
6 PM	:00				
	:30				
7 PM	:00				
	:30				

Week Of: _____/_____

TIME			SUN	MON	TUES	WED
8 AM	:00					
	:30					
9 AM	:00					
	:30					
10 AM	:00					
	:30					
11 AM	::00					
	:30					
12 PM	:00					
	:30					
1 PM	:00					
	:30					
2 PM	:00					
	:30					
3 PM	:00					
	:30					
4 PM	:00					
	:30					
5 PM	:00					
	:30					
6 PM	:00					
	:30					
7 PM	:00					
	:30					

Week Of: _____/_____

TIME		THURS	FRI	SAT	NOTES
8 AM	:00				
	:30				
9 AM	:00				
	:30				
10 AM	:00				
	:30				
11 AM	::00				
	:30				
12 PM	:00				
	:30				
1 PM	:00				
	:30				
2 PM	:00				
	:30				
3 PM	:00				
	:30				
4 PM	:00				
	:30				
5 PM	:00				
	:30				
6 PM	:00				
	:30				
7 PM	:00				
	:30				

Week Of: _____/_____

TIME			SUN	MON	TUES	WED
8	AM	:00				
		:30				
9	AM	:00				
		:30				
10	AM	:00				
		:30				
11	AM	::00				
		:30				
12	PM	:00				
		:30				
1	PM	:00				
		:30				
2	PM	:00				
		:30				
3	PM	:00				
		:30				
4	PM	:00				
		:30				
5	PM	:00				
		:30				
6	PM	:00				
		:30				
7	PM	:00				
		:30				

Week Of: _____/_____

TIME		THURS	FRI	SAT	NOTES
8 AM	:00				
	:30				
9 AM	:00				
	:30				
10 AM	:00				
	:30				
11 AM	::00				
	:30				
12 PM	:00				
	:30				
1 PM	:00				
	:30				
2 PM	:00				
	:30				
3 PM	:00				
	:30				
4 PM	:00				
	:30				
5 PM	:00				
	:30				
6 PM	:00				
	:30				
7 PM	:00				
	:30				

Week Of: _____/_____

TIME			SUN	MON	TUES	WED
8	AM	:00				
		:30				
9	AM	:00				
		:30				
10	AM	:00				
		:30				
11	AM	::00				
		:30				
12	PM	:00				
		:30				
1	PM	:00				
		:30				
2	PM	:00				
		:30				
3	PM	:00				
		:30				
4	PM	:00				
		:30				
5	PM	:00				
		:30				
6	PM	:00				
		:30				
7	PM	:00				
		:30				

Week Of: _____/_____

TIME		THURS	FRI	SAT	NOTES
8 AM	:00				
	:30				
9 AM	:00				
	:30				
10 AM	:00				
	:30				
11 AM	::00				
	:30				
12 PM	:00				
	:30				
1 PM	:00				
	:30				
2 PM	:00				
	:30				
3 PM	:00				
	:30				
4 PM	:00				
	:30				
5 PM	:00				
	:30				
6 PM	:00				
	:30				
7 PM	:00				
	:30				

Week Of: _____/_____

TIME		SUN	MON	TUES	WED
8 AM	:00				
	:30				
9 AM	:00				
	:30				
10 AM	:00				
	:30				
11 AM	::00				
	:30				
12 PM	:00				
	:30				
1 PM	:00				
	:30				
2 PM	:00				
	:30				
3 PM	:00				
	:30				
4 PM	:00				
	:30				
5 PM	:00				
	:30				
6 PM	:00				
	:30				
7 PM	:00				
	:30				

Week Of: _____/_____

TIME		THURS	FRI	SAT	NOTES
8 AM	:00				
	:30				
9 AM	:00				
	:30				
10 AM	:00				
	:30				
11 AM	::00				
	:30				
12 PM	:00				
	:30				
1 PM	:00				
	:30				
2 PM	:00				
	:30				
3 PM	:00				
	:30				
4 PM	:00				
	:30				
5 PM	:00				
	:30				
6 PM	:00				
	:30				
7 PM	:00				
	:30				

Week Of: _____/_____

TIME		SUN	MON	TUES	WED
8 AM	:00				
	:30				
9 AM	:00				
	:30				
10 AM	:00				
	:30				
11 AM	::00				
	:30				
12 PM	:00				
	:30				
1 PM	:00				
	:30				
2 PM	:00				
	:30				
3 PM	:00				
	:30				
4 PM	:00				
	:30				
5 PM	:00				
	:30				
6 PM	:00				
	:30				
7 PM	:00				
	:30				

Week Of: _____/_____

TIME		THURS	FRI	SAT	NOTES
8 AM	:00				
	:30				
9 AM	:00				
	:30				
10 AM	:00				
	:30				
11 AM	::00				
	:30				
12 PM	:00				
	:30				
1 PM	:00				
	:30				
2 PM	:00				
	:30				
3 PM	:00				
	:30				
4 PM	:00				
	:30				
5 PM	:00				
	:30				
6 PM	:00				
	:30				
7 PM	:00				
	:30				

Week Of: _____ / _____

TIME			SUN	MON	TUES	WED
8 AM	:00					
	:30					
9 AM	:00					
	:30					
10 AM	:00					
	:30					
11 AM	::00					
	:30					
12 PM	:00					
	:30					
1 PM	:00					
	:30					
2 PM	:00					
	:30					
3 PM	:00					
	:30					
4 PM	:00					
	:30					
5 PM	:00					
	:30					
6 PM	:00					
	:30					
7 PM	:00					
	:30					

Week Of: _____/_____

TIME		THURS	FRI	SAT	NOTES
8 AM	:00				
	:30				
9 AM	:00				
	:30				
10 AM	:00				
	:30				
11 AM	::00				
	:30				
12 PM	:00				
	:30				
1 PM	:00				
	:30				
2 PM	:00				
	:30				
3 PM	:00				
	:30				
4 PM	:00				
	:30				
5 PM	:00				
	:30				
6 PM	:00				
	:30				
7 PM	:00				
	:30				

Week Of: _____/_____

TIME			SUN	MON	TUES	WED
8	AM	:00				
		:30				
9	AM	:00				
		:30				
10	AM	:00				
		:30				
11	AM	::00				
		:30				
12	PM	:00				
		:30				
1	PM	:00				
		:30				
2	PM	:00				
		:30				
3	PM	:00				
		:30				
4	PM	:00				
		:30				
5	PM	:00				
		:30				
6	PM	:00				
		:30				
7	PM	:00				
		:30				

Week Of: _____/_____

TIME		THURS	FRI	SAT	NOTES
8 AM	:00				
	:30				
9 AM	:00				
	:30				
10 AM	:00				
	:30				
11 AM	::00				
	:30				
12 PM	:00				
	:30				
1 PM	:00				
	:30				
2 PM	:00				
	:30				
3 PM	:00				
	:30				
4 PM	:00				
	:30				
5 PM	:00				
	:30				
6 PM	:00				
	:30				
7 PM	:00				
	:30				

Week Of: _____ / _____

TIME		SUN	MON	TUES	WED
8 AM	:00				
	:30				
9 AM	:00				
	:30				
10 AM	:00				
	:30				
11 AM	::00				
	:30				
12 PM	:00				
	:30				
1 PM	:00				
	:30				
2 PM	:00				
	:30				
3 PM	:00				
	:30				
4 PM	:00				
	:30				
5 PM	:00				
	:30				
6 PM	:00				
	:30				
7 PM	:00				
	:30				

Week Of: _____/_____

TIME		THURS	FRI	SAT	NOTES
8 AM	:00				
	:30				
9 AM	:00				
	:30				
10 AM	:00				
	:30				
11 AM	::00				
	:30				
12 PM	:00				
	:30				
1 PM	:00				
	:30				
2 PM	:00				
	:30				
3 PM	:00				
	:30				
4 PM	:00				
	:30				
5 PM	:00				
	:30				
6 PM	:00				
	:30				
7 PM	:00				
	:30				

Week Of: ____ / ____

TIME			SUN	MON	TUES	WED
8 AM	:00					
	:30					
9 AM	:00					
	:30					
10 AM	:00					
	:30					
11 AM	::00					
	:30					
12 PM	:00					
	:30					
1 PM	:00					
	:30					
2 PM	:00					
	:30					
3 PM	:00					
	:30					
4 PM	:00					
	:30					
5 PM	:00					
	:30					
6 PM	:00					
	:30					
7 PM	:00					
	:30					

Week Of: ____/____

TIME		THURS	FRI	SAT	NOTES
8 AM	:00				
	:30				
9 AM	:00				
	:30				
10 AM	:00				
	:30				
11 AM	::00				
	:30				
12 PM	:00				
	:30				
1 PM	:00				
	:30				
2 PM	:00				
	:30				
3 PM	:00				
	:30				
4 PM	:00				
	:30				
5 PM	:00				
	:30				
6 PM	:00				
	:30				
7 PM	:00				
	:30				

Week Of: _____/_____

TIME			SUN	MON	TUES	WED
8 AM	:00					
	:30					
9 AM	:00					
	:30					
10 AM	:00					
	:30					
11 AM	::00					
	:30					
12 PM	:00					
	:30					
1 PM	:00					
	:30					
2 PM	:00					
	:30					
3 PM	:00					
	:30					
4 PM	:00					
	:30					
5 PM	:00					
	:30					
6 PM	:00					
	:30					
7 PM	:00					
	:30					

Week Of: _____/_____

TIME		THURS	FRI	SAT	NOTES
8 AM	:00				
	:30				
9 AM	:00				
	:30				
10 AM	:00				
	:30				
11 AM	::00				
	:30				
12 PM	:00				
	:30				
1 PM	:00				
	:30				
2 PM	:00				
	:30				
3 PM	:00				
	:30				
4 PM	:00				
	:30				
5 PM	:00				
	:30				
6 PM	:00				
	:30				
7 PM	:00				
	:30				

Week Of: _____ / _____

TIME			SUN	MON	TUES	WED
8 AM	:00					
	:30					
9 AM	:00					
	:30					
10 AM	:00					
	:30					
11 AM	::00					
	:30					
12 PM	:00					
	:30					
1 PM	:00					
	:30					
2 PM	:00					
	:30					
3 PM	:00					
	:30					
4 PM	:00					
	:30					
5 PM	:00					
	:30					
6 PM	:00					
	:30					
7 PM	:00					
	:30					

Week Of: _____/_____

TIME		THURS	FRI	SAT	NOTES
8 AM	:00				
	:30				
9 AM	:00				
	:30				
10 AM	:00				
	:30				
11 AM	::00				
	:30				
12 PM	:00				
	:30				
1 PM	:00				
	:30				
2 PM	:00				
	:30				
3 PM	:00				
	:30				
4 PM	:00				
	:30				
5 PM	:00				
	:30				
6 PM	:00				
	:30				
7 PM	:00				
	:30				

Week Of: _____ / _____

TIME			SUN	MON	TUES	WED
8	AM	:00				
		:30				
9	AM	:00				
		:30				
10	AM	:00				
		:30				
11	AM	::00				
		:30				
12	PM	:00				
		:30				
1	PM	:00				
		:30				
2	PM	:00				
		:30				
3	PM	:00				
		:30				
4	PM	:00				
		:30				
5	PM	:00				
		:30				
6	PM	:00				
		:30				
7	PM	:00				
		:30				

Week Of: _____/_____

TIME		THURS	FRI	SAT	NOTES
8 AM	:00				
	:30				
9 AM	:00				
	:30				
10 AM	:00				
	:30				
11 AM	::00				
	:30				
12 PM	:00				
	:30				
1 PM	:00				
	:30				
2 PM	:00				
	:30				
3 PM	:00				
	:30				
4 PM	:00				
	:30				
5 PM	:00				
	:30				
6 PM	:00				
	:30				
7 PM	:00				
	:30				

Week Of: _____ / _____

TIME			SUN	MON	TUES	WED
8	AM	:00				
		:30				
9	AM	:00				
		:30				
10	AM	:00				
		:30				
11	AM	::00				
		:30				
12	PM	:00				
		:30				
1	PM	:00				
		:30				
2	PM	:00				
		:30				
3	PM	:00				
		:30				
4	PM	:00				
		:30				
5	PM	:00				
		:30				
6	PM	:00				
		:30				
7	PM	:00				
		:30				

Week Of: _____/_____

TIME		THURS	FRI	SAT	NOTES
8 AM	:00				
	:30				
9 AM	:00				
	:30				
10 AM	:00				
	:30				
11 AM	::00				
	:30				
12 PM	:00				
	:30				
1 PM	:00				
	:30				
2 PM	:00				
	:30				
3 PM	:00				
	:30				
4 PM	:00				
	:30				
5 PM	:00				
	:30				
6 PM	:00				
	:30				
7 PM	:00				
	:30				

Week Of: _____/_____

TIME		SUN	MON	TUES	WED
8 AM	:00				
	:30				
9 AM	:00				
	:30				
10 AM	:00				
	:30				
11 AM	::00				
	:30				
12 PM	:00				
	:30				
1 PM	:00				
	:30				
2 PM	:00				
	:30				
3 PM	:00				
	:30				
4 PM	:00				
	:30				
5 PM	:00				
	:30				
6 PM	:00				
	:30				
7 PM	:00				
	:30				

Week Of: _____/_____

TIME		THURS	FRI	SAT	NOTES
8 AM	:00				
	:30				
9 AM	:00				
	:30				
10 AM	:00				
	:30				
11 AM	::00				
	:30				
12 PM	:00				
	:30				
1 PM	:00				
	:30				
2 PM	:00				
	:30				
3 PM	:00				
	:30				
4 PM	:00				
	:30				
5 PM	:00				
	:30				
6 PM	:00				
	:30				
7 PM	:00				
	:30				

Week Of: _____/_____

TIME		SUN	MON	TUES	WED
8 AM	:00				
	:30				
9 AM	:00				
	:30				
10 AM	:00				
	:30				
11 AM	::00				
	:30				
12 PM	:00				
	:30				
1 PM	:00				
	:30				
2 PM	:00				
	:30				
3 PM	:00				
	:30				
4 PM	:00				
	:30				
5 PM	:00				
	:30				
6 PM	:00				
	:30				
7 PM	:00				
	:30				

Week Of: _____/_____

TIME		THURS	FRI	SAT	NOTES
8 AM	:00				
	:30				
9 AM	:00				
	:30				
10 AM	:00				
	:30				
11 AM	::00				
	:30				
12 PM	:00				
	:30				
1 PM	:00				
	:30				
2 PM	:00				
	:30				
3 PM	:00				
	:30				
4 PM	:00				
	:30				
5 PM	:00				
	:30				
6 PM	:00				
	:30				
7 PM	:00				
	:30				

Week Of: _____ / _____

TIME		SUN	MON	TUES	WED
8 AM	:00				
	:30				
9 AM	:00				
	:30				
10 AM	:00				
	:30				
11 AM	::00				
	:30				
12 PM	:00				
	:30				
1 PM	:00				
	:30				
2 PM	:00				
	:30				
3 PM	:00				
	:30				
4 PM	:00				
	:30				
5 PM	:00				
	:30				
6 PM	:00				
	:30				
7 PM	:00				
	:30				

Week Of: _____/_____

TIME		THURS	FRI	SAT	NOTES
8 AM	:00				
	:30				
9 AM	:00				
	:30				
10 AM	:00				
	:30				
11 AM	::00				
	:30				
12 PM	:00				
	:30				
1 PM	:00				
	:30				
2 PM	:00				
	:30				
3 PM	:00				
	:30				
4 PM	:00				
	:30				
5 PM	:00				
	:30				
6 PM	:00				
	:30				
7 PM	:00				
	:30				

Week Of: _____/_____

TIME		SUN	MON	TUES	WED
8 AM	:00				
	:30				
9 AM	:00				
	:30				
10 AM	:00				
	:30				
11 AM	::00				
	:30				
12 PM	:00				
	:30				
1 PM	:00				
	:30				
2 PM	:00				
	:30				
3 PM	:00				
	:30				
4 PM	:00				
	:30				
5 PM	:00				
	:30				
6 PM	:00				
	:30				
7 PM	:00				
	:30				

Week Of: ____/____

TIME		THURS	FRI	SAT	NOTES
8 AM	:00				
	:30				
9 AM	:00				
	:30				
10 AM	:00				
	:30				
11 AM	::00				
	:30				
12 PM	:00				
	:30				
1 PM	:00				
	:30				
2 PM	:00				
	:30				
3 PM	:00				
	:30				
4 PM	:00				
	:30				
5 PM	:00				
	:30				
6 PM	:00				
	:30				
7 PM	:00				
	:30				

Week Of: _____/_____

TIME			SUN	MON	TUES	WED
8 AM		:00				
		:30				
9 AM		:00				
		:30				
10 AM		:00				
		:30				
11 AM		::00				
		:30				
12 PM		:00				
		:30				
1 PM		:00				
		:30				
2 PM		:00				
		:30				
3 PM		:00				
		:30				
4 PM		:00				
		:30				
5 PM		:00				
		:30				
6 PM		:00				
		:30				
7 PM		:00				
		:30				

Week Of: _____ / _____

TIME		THURS	FRI	SAT	NOTES
8 AM	:00				
	:30				
9 AM	:00				
	:30				
10 AM	:00				
	:30				
11 AM	::00				
	:30				
12 PM	:00				
	:30				
1 PM	:00				
	:30				
2 PM	:00				
	:30				
3 PM	:00				
	:30				
4 PM	:00				
	:30				
5 PM	:00				
	:30				
6 PM	:00				
	:30				
7 PM	:00				
	:30				

Week Of: _____/_____

TIME		SUN	MON	TUES	WED
8 AM	:00				
	:30				
9 AM	:00				
	:30				
10 AM	:00				
	:30				
11 AM	::00				
	:30				
12 PM	:00				
	:30				
1 PM	:00				
	:30				
2 PM	:00				
	:30				
3 PM	:00				
	:30				
4 PM	:00				
	:30				
5 PM	:00				
	:30				
6 PM	:00				
	:30				
7 PM	:00				
	:30				

Week Of: _____/_____

TIME		THURS	FRI	SAT	NOTES
8 AM	:00				
	:30				
9 AM	:00				
	:30				
10 AM	:00				
	:30				
11 AM	::00				
	:30				
12 PM	:00				
	:30				
1 PM	:00				
	:30				
2 PM	:00				
	:30				
3 PM	:00				
	:30				
4 PM	:00				
	:30				
5 PM	:00				
	:30				
6 PM	:00				
	:30				
7 PM	:00				
	:30				

Week Of: _____/_____

TIME		SUN	MON	TUES	WED
8 AM	:00				
	:30				
9 AM	:00				
	:30				
10 AM	:00				
	:30				
11 AM	::00				
	:30				
12 PM	:00				
	:30				
1 PM	:00				
	:30				
2 PM	:00				
	:30				
3 PM	:00				
	:30				
4 PM	:00				
	:30				
5 PM	:00				
	:30				
6 PM	:00				
	:30				
7 PM	:00				
	:30				

Week Of: ____/____

TIME		THURS	FRI	SAT	NOTES
8 AM	:00				
	:30				
9 AM	:00				
	:30				
10 AM	:00				
	:30				
11 AM	::00				
	:30				
12 PM	:00				
	:30				
1 PM	:00				
	:30				
2 PM	:00				
	:30				
3 PM	:00				
	:30				
4 PM	:00				
	:30				
5 PM	:00				
	:30				
6 PM	:00				
	:30				
7 PM	:00				
	:30				

Week Of: _____/_____

TIME		SUN	MON	TUES	WED
8 AM	:00				
	:30				
9 AM	:00				
	:30				
10 AM	:00				
	:30				
11 AM	::00				
	:30				
12 PM	:00				
	:30				
1 PM	:00				
	:30				
2 PM	:00				
	:30				
3 PM	:00				
	:30				
4 PM	:00				
	:30				
5 PM	:00				
	:30				
6 PM	:00				
	:30				
7 PM	:00				
	:30				

Week Of: _____/_____

TIME		THURS	FRI	SAT	NOTES
8 AM	:00				
	:30				
9 AM	:00				
	:30				
10 AM	:00				
	:30				
11 AM	::00				
	:30				
12 PM	:00				
	:30				
1 PM	:00				
	:30				
2 PM	:00				
	:30				
3 PM	:00				
	:30				
4 PM	:00				
	:30				
5 PM	:00				
	:30				
6 PM	:00				
	:30				
7 PM	:00				
	:30				

Week Of: _____/_____

TIME		SUN	MON	TUES	WED
8 AM	:00				
	:30				
9 AM	:00				
	:30				
10 AM	:00				
	:30				
11 AM	::00				
	:30				
12 PM	:00				
	:30				
1 PM	:00				
	:30				
2 PM	:00				
	:30				
3 PM	:00				
	:30				
4 PM	:00				
	:30				
5 PM	:00				
	:30				
6 PM	:00				
	:30				
7 PM	:00				
	:30				

Week Of: _____/_____

TIME		THURS	FRI	SAT	NOTES
8 AM	:00				
	:30				
9 AM	:00				
	:30				
10 AM	:00				
	:30				
11 AM	::00				
	:30				
12 PM	:00				
	:30				
1 PM	:00				
	:30				
2 PM	:00				
	:30				
3 PM	:00				
	:30				
4 PM	:00				
	:30				
5 PM	:00				
	:30				
6 PM	:00				
	:30				
7 PM	:00				
	:30				

Week Of: _____/_____

TIME		SUN	MON	TUES	WED
8 AM	:00				
	:30				
9 AM	:00				
	:30				
10 AM	:00				
	:30				
11 AM	::00				
	:30				
12 PM	:00				
	:30				
1 PM	:00				
	:30				
2 PM	:00				
	:30				
3 PM	:00				
	:30				
4 PM	:00				
	:30				
5 PM	:00				
	:30				
6 PM	:00				
	:30				
7 PM	:00				
	:30				

Week Of: _____/_____

TIME		THURS	FRI	SAT	NOTES
8 AM	:00				
	:30				
9 AM	:00				
	:30				
10 AM	:00				
	:30				
11 AM	::00				
	:30				
12 PM	:00				
	:30				
1 PM	:00				
	:30				
2 PM	:00				
	:30				
3 PM	:00				
	:30				
4 PM	:00				
	:30				
5 PM	:00				
	:30				
6 PM	:00				
	:30				
7 PM	:00				
	:30				

Week Of: _____/_____

TIME		SUN	MON	TUES	WED
8 AM	:00				
	:30				
9 AM	:00				
	:30				
10 AM	:00				
	:30				
11 AM	::00				
	:30				
12 PM	:00				
	:30				
1 PM	:00				
	:30				
2 PM	:00				
	:30				
3 PM	:00				
	:30				
4 PM	:00				
	:30				
5 PM	:00				
	:30				
6 PM	:00				
	:30				
7 PM	:00				
	:30				

Week Of: _____/_____

TIME		THURS	FRI	SAT	NOTES
8 AM	:00				
	:30				
9 AM	:00				
	:30				
10 AM	:00				
	:30				
11 AM	::00				
	:30				
12 PM	:00				
	:30				
1 PM	:00				
	:30				
2 PM	:00				
	:30				
3 PM	:00				
	:30				
4 PM	:00				
	:30				
5 PM	:00				
	:30				
6 PM	:00				
	:30				
7 PM	:00				
	:30				

Week Of: _____/_____

TIME		SUN	MON	TUES	WED
8 AM	:00				
	:30				
9 AM	:00				
	:30				
10 AM	:00				
	:30				
11 AM	::00				
	:30				
12 PM	:00				
	:30				
1 PM	:00				
	:30				
2 PM	:00				
	:30				
3 PM	:00				
	:30				
4 PM	:00				
	:30				
5 PM	:00				
	:30				
6 PM	:00				
	:30				
7 PM	:00				
	:30				

Week Of: _____/_____

TIME		THURS	FRI	SAT	NOTES
8 AM	:00				
	:30				
9 AM	:00				
	:30				
10 AM	:00				
	:30				
11 AM	::00				
	:30				
12 PM	:00				
	:30				
1 PM	:00				
	:30				
2 PM	:00				
	:30				
3 PM	:00				
	:30				
4 PM	:00				
	:30				
5 PM	:00				
	:30				
6 PM	:00				
	:30				
7 PM	:00				
	:30				

Week Of: _____/_____

TIME		SUN	MON	TUES	WED
8 AM	:00				
	:30				
9 AM	:00				
	:30				
10 AM	:00				
	:30				
11 AM	::00				
	:30				
12 PM	:00				
	:30				
1 PM	:00				
	:30				
2 PM	:00				
	:30				
3 PM	:00				
	:30				
4 PM	:00				
	:30				
5 PM	:00				
	:30				
6 PM	:00				
	:30				
7 PM	:00				
	:30				

Week Of: _____/_____

TIME		THURS	FRI	SAT	NOTES
8 AM	:00				
	:30				
9 AM	:00				
	:30				
10 AM	:00				
	:30				
11 AM	::00				
	:30				
12 PM	:00				
	:30				
1 PM	:00				
	:30				
2 PM	:00				
	:30				
3 PM	:00				
	:30				
4 PM	:00				
	:30				
5 PM	:00				
	:30				
6 PM	:00				
	:30				
7 PM	:00				
	:30				

Week Of: _____/_____

TIME		SUN	MON	TUES	WED
8 AM	:00				
	:30				
9 AM	:00				
	:30				
10 AM	:00				
	:30				
11 AM	::00				
	:30				
12 PM	:00				
	:30				
1 PM	:00				
	:30				
2 PM	:00				
	:30				
3 PM	:00				
	:30				
4 PM	:00				
	:30				
5 PM	:00				
	:30				
6 PM	:00				
	:30				
7 PM	:00				
	:30				

Week Of: _____/_____

TIME		THURS	FRI	SAT	NOTES
8 AM	:00				
	:30				
9 AM	:00				
	:30				
10 AM	:00				
	:30				
11 AM	::00				
	:30				
12 PM	:00				
	:30				
1 PM	:00				
	:30				
2 PM	:00				
	:30				
3 PM	:00				
	:30				
4 PM	:00				
	:30				
5 PM	:00				
	:30				
6 PM	:00				
	:30				
7 PM	:00				
	:30				

Week Of: _____/_____

TIME		SUN	MON	TUES	WED
8 AM	:00				
	:30				
9 AM	:00				
	:30				
10 AM	:00				
	:30				
11 AM	::00				
	:30				
12 PM	:00				
	:30				
1 PM	:00				
	:30				
2 PM	:00				
	:30				
3 PM	:00				
	:30				
4 PM	:00				
	:30				
5 PM	:00				
	:30				
6 PM	:00				
	:30				
7 PM	:00				
	:30				

Week Of: _____/_____

TIME		THURS	FRI	SAT	NOTES
8 AM	:00				
	:30				
9 AM	:00				
	:30				
10 AM	:00				
	:30				
11 AM	::00				
	:30				
12 PM	:00				
	:30				
1 PM	:00				
	:30				
2 PM	:00				
	:30				
3 PM	:00				
	:30				
4 PM	:00				
	:30				
5 PM	:00				
	:30				
6 PM	:00				
	:30				
7 PM	:00				
	:30				

Week Of: _____/_____

TIME			SUN	MON	TUES	WED
8	AM	:00				
		:30				
9	AM	:00				
		:30				
10	AM	:00				
		:30				
11	AM	::00				
		:30				
12	PM	:00				
		:30				
1	PM	:00				
		:30				
2	PM	:00				
		:30				
3	PM	:00				
		:30				
4	PM	:00				
		:30				
5	PM	:00				
		:30				
6	PM	:00				
		:30				
7	PM	:00				
		:30				

Week Of: _____/_____

TIME		THURS	FRI	SAT	NOTES
8 AM	:00				
	:30				
9 AM	:00				
	:30				
10 AM	:00				
	:30				
11 AM	::00				
	:30				
12 PM	:00				
	:30				
1 PM	:00				
	:30				
2 PM	:00				
	:30				
3 PM	:00				
	:30				
4 PM	:00				
	:30				
5 PM	:00				
	:30				
6 PM	:00				
	:30				
7 PM	:00				
	:30				

Week Of: _____/_____

TIME		SUN	MON	TUES	WED
8 AM	:00				
	:30				
9 AM	:00				
	:30				
10 AM	:00				
	:30				
11 AM	::00				
	:30				
12 PM	:00				
	:30				
1 PM	:00				
	:30				
2 PM	:00				
	:30				
3 PM	:00				
	:30				
4 PM	:00				
	:30				
5 PM	:00				
	:30				
6 PM	:00				
	:30				
7 PM	:00				
	:30				

Week Of: _____/_____

TIME		THURS	FRI	SAT	NOTES
8 AM	:00				
	:30				
9 AM	:00				
	:30				
10 AM	:00				
	:30				
11 AM	::00				
	:30				
12 PM	:00				
	:30				
1 PM	:00				
	:30				
2 PM	:00				
	:30				
3 PM	:00				
	:30				
4 PM	:00				
	:30				
5 PM	:00				
	:30				
6 PM	:00				
	:30				
7 PM	:00				
	:30				

Week Of: _____/_____

TIME			SUN	MON	TUES	WED
8 AM		:00				
		:30				
9 AM		:00				
		:30				
10 AM		:00				
		:30				
11 AM		::00				
		:30				
12 PM		:00				
		:30				
1 PM		:00				
		:30				
2 PM		:00				
		:30				
3 PM		:00				
		:30				
4 PM		:00				
		:30				
5 PM		:00				
		:30				
6 PM		:00				
		:30				
7 PM		:00				
		:30				

Week Of: _____/_____

TIME		THURS	FRI	SAT	NOTES
8 AM	:00				
	:30				
9 AM	:00				
	:30				
10 AM	:00				
	:30				
11 AM	::00				
	:30				
12 PM	:00				
	:30				
1 PM	:00				
	:30				
2 PM	:00				
	:30				
3 PM	:00				
	:30				
4 PM	:00				
	:30				
5 PM	:00				
	:30				
6 PM	:00				
	:30				
7 PM	:00				
	:30				

Week Of: _____/_____

TIME		SUN	MON	TUES	WED
8 AM	:00				
	:30				
9 AM	:00				
	:30				
10 AM	:00				
	:30				
11 AM	::00				
	:30				
12 PM	:00				
	:30				
1 PM	:00				
	:30				
2 PM	:00				
	:30				
3 PM	:00				
	:30				
4 PM	:00				
	:30				
5 PM	:00				
	:30				
6 PM	:00				
	:30				
7 PM	:00				
	:30				

Week Of: _____/_____

TIME		THURS	FRI	SAT	NOTES
8 AM	:00				
	:30				
9 AM	:00				
	:30				
10 AM	:00				
	:30				
11 AM	::00				
	:30				
12 PM	:00				
	:30				
1 PM	:00				
	:30				
2 PM	:00				
	:30				
3 PM	:00				
	:30				
4 PM	:00				
	:30				
5 PM	:00				
	:30				
6 PM	:00				
	:30				
7 PM	:00				
	:30				

Made in the USA
Las Vegas, NV
05 April 2021